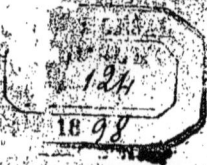

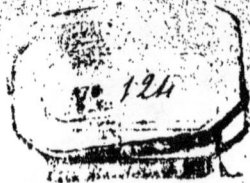

DE LA

TUBERCULOSE PULMONAIRE

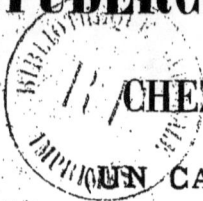

CHEZ LES DIABÉTIQUES

(UN CAS DE PNEUMOTHORAX)

PAR

Raoul RAYROLLES

DOCTEUR EN MÉDECINE

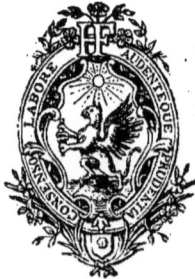

MONTPELLIER
IMPRIMERIE CENTRALE DU MIDI
(HAMELIN FRÈRES)
—
1898

DE LA

TUBERCULOSE PULMONAIRE

CHEZ LES DIABÉTIQUES

(UN CAS DE PNEUMOTHORAX)

PERSONNEL DE LA FACULTÉ

MM. VIALLETON . . . . Doyen
HAMELIN (✱) . . . . Assesseur

PROFESSEURS

Hygiène		MM. BERTIN-SANS.
Id.	Rauzier (Ch. du c.)	
Clinique médicale		GRASSET (✱).
Clinique chirurgicale		TEDENAT.
Clinique obstétricale et gynécologie		GRYNFELTT.
Thérapeutique et matière médicale		HAMELIN (✱).
Clinique médicale		CARRIEU.
Clinique des maladies mentales et nerveuses		MAIRET (✱).
Physique médicale		IMBERT.
Botanique et histoire naturelle médicale		GRANEL
Clinique chirurgicale		FORGUE.
Clinique ophtalmologique		TRUC.
Chimie médicale et pharmacie		VILLE.
Physiologie		HEDON.
Histologie		VIALLETON.
Pathologie interne		DUCAMP.
Anatomie		GILIS.
Opérations et appareils		ESTOR.
Microbiologie		RODET.
Médecine légale et toxicologie		SARDA.
Clinique des maladies des enfants		BAUMEL.
Anatomie pathologique		N...
Id.	Bosc (Ch. du c.)	

Doyen honoraire : M. MAIRET (✱).

Professeurs honoraires : MM. JAUMES, DUBRUEIL (✱), PAULET (O ✱).

CHARGÉS DE COURS COMPLÉMENTAIRES

Accouchements	MM. PUECH, agrégé.
Clinique ann. des mal. syphil. et cutanées . .	BROUSSE, agrégé.
Clinique annexe des maladies des vieillards.	ESPAGNE, agrégé libre.
Pathologie externe	LAPEYRE, agrégé.

AGRÉGÉS EN EXERCICE :

MM. BROUSSE	MM. MOITESSIER	MM. VALLOIS
LECERCLE	BOSC	MOURET
RAUZIER	DE ROUVILLE	DELEZENNE
LAPEYRE	PUECH	GALAVIELLE

MM. H. GOT, *secrétaire.*
F.-J. BLAISE, *secrétaire honoraire.*

EXAMINATEURS	MM. GRASSET, *président.*
	CARRIEU.
DE LA THÈSE :	BROUSSE.
	BOSC.

DE LA

TUBERCULOSE PULMONAIRE

CHEZ LES DIABÉTIQUES

(UN CAS DE PNEUMOTHORAX)

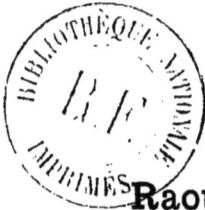

PAR

Raoul RAYROLLES

DOCTEUR EN MÉDECINE

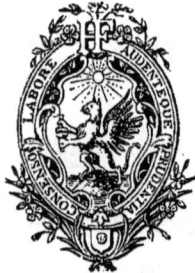

MONTPELLIER
IMPRIMERIE CENTRALE DU MIDI
(HAMELIN FRÈRES)

—

1898

A LA MÉMOIRE VÉNÉRÉE

DE MON EXCELLENTE MÈRE

A MON PÈRE BIEN-AIMÉ

Faible témoignage de reconnaissance et d'amour filial.

A MON FRÈRE

A MA BELLE-SŒUR

A MON NEVEU ET A MES NIÈCES

A MA GRAND'MÈRE

R. RAYROLLES.

A MONSIEUR LE DOCTEUR OUVRIER

SÉNATEUR DE L'AVEYRON

CHEVALIER DE LA LEGION D'HONNEUR

A TOUS MES PARENTS

A TOUS MES AMIS

R. RAYROLLES.

INTRODUCTION

Au moment où, touchant à la fin de nos études médicales, nous allons, pour toujours, quitter la Faculté, il nous reste un devoir impérieux à remplir.

Nous n'y faillirons pas ; et les premières lignes de notre travail seront consacrées à l'expression des sentiments de reconnaissance que nous devons à nos parents, à nos maîtres, à nos amis.

Que mon père reçoive donc ici le solennel hommage qui lui est dû. Qu'il reçoive les remerciements d'un fils qui ne saura jamais assez reconnaître la vie d'abnégation et de dévouement qui fut la sienne. Et qu'il me laisse lui dire aussi combien mon cœur saigne avec le sien de la terrible séparation qui empêche ma pauvre mère d'être à l'honneur, après avoir été toute sa vie à la peine.

Nos maîtres de Paris et de Montpellier ont droit à toute notre gratitude pour les renseignements que nous en avons reçus. Nous les associons tous dans un même sentiment de reconnaissance, et à tous nous disons également : Merci !

Au cours de notre carrière nous n'en n'oublierons aucun ;

et, fort de leurs leçons comme de leurs exemples, nous nous efforcerons d'être un praticien auquel on n'aura rien à reprocher.

Nos amis, en particulier M. le docteur Ouvrier et M. Victor Mabit, dont les sympathies ne se démentirent jamais, surtout dans les moments pénibles, ont des droits imprescriptibles à une inaltérable amitié, et c'est pour nous une bien douce satisfaction que de le leur dire ici.

Nous remercions vivement notre ami, M. le professeur agrégé Bosc, et M. le professeur agrégé Rauzier, pour l'intérêt qu'ils ont bien voulu nous porter : le premier nous entoura toujours de ses affectueux encouragements, le second nous prodigua ses conseils au cours du travail que nous présentons aujourd'hui.

M. le professeur Grasset, enfin, nous fait un très grand honneur en acceptant la présidence de notre thèse. Nous en sentons tout le prix, et nous prions ce savant maître de recevoir nos remerciements les plus respectueusement reconnaissants.

DE LA

TUBERCULOSE PULMONAIRE

CHEZ LES DIABÉTIQUES

(UN CAS DE PNEUMOTHORAX)

CHAPITRE I

La tuberculose chez les diabétiques diffère-t-elle de la tuberculose commune ?

Certains organismes sont prédisposés à la tuberculose de par l'hérédité, d'autres le sont par des états morbides acquis. Au nombre de ces états morbides, se trouve le diabète sucré.

Le premier qui ait signalé la relation qui existe entre le diabète sucré et la phtisie pulmonaire est Morton, en 1720. Depuis cet auteur, on sait que les diabétiques peuvent mourir phtisiques. Après Morton, John Rollo (1799), Nicolas et Gueudeville (1805), Pavy et Wilks (1872), Hilton-Fagge (1875), ont repris la question; et les uns (Rollo, Nicolas, Gueudeville) déclarent que c'est bien la tuberculose pulmonaire qui survient chez les diabétiques, tandis que les autres prétendent que les lésions qu'on rencontre seraient des inflammations chroniques, avec désorganisation, désintégration du tissu pulmonaire et formation des cavités. Pour ces derniers, on se trouverait là seulement en présence des lésions de la pneumonie caséeuse.

Grancher et de Thaon résolurent la question en montrant les relations qui existent entre la granulation grise et la pneumonie caséeuse. De ce jour, ces deux lésions furent identifiées, et, de ce jour aussi, la preuve anatomique de l'identité de la phtisie pulmonaire et de la phtisie diabétique fut irrévocablement faite.

Malgré un retour offensif de Richardson, en 1887, qui prétendit que la sécheresse des poumons chez les diabétiques empêchait le ramollissement des masses tuberculeuses, la théorie de Grancher et de Thaon reçut une éclatante confirmation en 1883.

En effet, la découverte du bacille de Koch (1882) permit d'identifier, au point de vue étiologique, la phtisie diabétique et la phtisie commune, comme cela avait déjà été fait au point de vue anatomique.

Immermann et Rütimeyer trouvent le bacille de Koch dans un cas de phtisie diabétique (1883). Peu après, Leyden, dans trois cas, le trouve trois fois.

L'expectoration de la phtisie consécutive au diabète ne se distingue en rien, d'une manière générale, de l'expectoration qui accompagne une phtisie ordinaire. Certains auteurs, notamment Riegel et Dreschfeld, n'ont pu parvenir à démontrer la présence constante de ce bacille dans les crachats de diabétiques phtisiques, mais le professeur Grancher n'a-t-il pas démontré que les bacilles font parfois défaut dans les produits de l'expectoration, alors même que la tuberculose pulmonaire peut être non seulement soupçonnée, mais encore affirmée par un ensemble non douteux de signes physiques et fonctionnels.

Il ne faudrait pourtant pas croire que toutes les lésions chroniques du poumon, chez les diabétiques, sont de nature tuberculeuse ; et Monneret, et Charcot, et Hodgkin nous l'ont bien montré dans leurs observations de gangrène pulmonaire chez des diabétiques, gangrène développée, il est vrai, autour de néoplasies tuberculeuses.

La preuve de l'existence de la tuberculose chez les diabétiques étant bien donnée par ce fait que cette tuberculose ne diffère en rien de la tuberculose pulmonaire commune au double point de vue étiologique et anatomo-pathologique, nous pouvons dire avec Hérard, Cornil et Hanot :

« On a longtemps discuté la question de savoir si les diverses lésions que l'on observe à l'autopsie des diabétiques sont toutes de nature tuberculeuse. Aujourd'hui, la solution du problème n'offre plus de difficultés. La dénomination de *phtisie diabétique* doit, par suite, disparaître et faire place à celle plus rationnelle de *phtisie chez les diabétiques*. »

Il n'y a donc pas de phtisie diabétique, il n'existe que la phtisie chez les diabétiques. Ce qui diffère, c'est le terrain sur lequel elle évolue, mais la nature de la maladie ne varie pas.

CHAPITRE II

Étiologie de la tuberculose chez les diabétiques

Si l'on ne discute plus sur la nature de la tuberculose chez les diabétiques, on discute encore sur l'étiologie.

Nous allons rappeler les principales opinions émises sur les prédispositions offertes par le diabète à l'infection bacillaire. Et d'abord celle de Bouchardat.

Cet auteur admet deux causes de tuberculisation des diabétiques : la dénutrition d'une part, d'autre part le manque de calorification. Il admet que le diabète est le fait de troubles digestifs qui favorisent la transformation trop rapide des féculents en sucre.

« Le glycosurique, dit-il, diffère de l'homme en santé par trois points :

» 1° Il y a perversion des fonctions de l'estomac, d'où dissolution rapide des féculents ;

» 2° Existence du glucose en proportion notable dans le sang ;

» 3° Travail considérable de l'appareil sécréteur de l'urine chargé d'éliminer le glucose.

» Or des conséquences importantes découlent de ces différences. Les forces vives de l'appareil digestif et de l'appareil sécréteur de l'urine sont employées en pure perte pour l'entretien ou la réparation de l'économie animale. La présence dans le sang du glucose en proportion notable modifie la nature des transformations que subit continuellement le liquide nourricier. Les aliments dissous par l'appareil digestif n'étant plus utilement employés, le malade s'entretient aux dépens de lui-même, d'où l'amaigrissement, le dépérissement avec toutes ses conséquences. Or la suite nécessaire de tout cet état anormal, c'est la production spontanée et la localisation dans le poumon de dépôts de tubercules qui finissent, par leur agglomération successive, par envahir cet organe et empêcher ses importantes fonctions. »

D'après Bouchardat, c'est donc un défaut de nutrition et d'assimilation qui, chez le diabétique, est la cause de la tuberculisation pulmonaire.

A cette première explication, Bouchardat en ajoute une seconde : c'est la basse température des diabétiques due au ralentissement des oxydations.

« Les tubercules n'apparaissent, dit-il, que lorsque les ressources de calorification sont bien près d'être épuisées par la glycosurie, et que, par suite de cet épuisement, les fonctions du poumon et de l'ensemble des appareils de calorification sont notablement ralenties. Aussi si dans le régime on donne des corps gras, ou des alcooliques, et que ces substances augmentent la calorification, les tubercules ne se développent dans les poumons que dans des conditions exceptionnelles. »

N'est-il pas vrai, en effet, que le diabétique a généralement la température abaissée? On observe souvent cette température à 36° dans l'aisselle, et certains auteurs ont même vu des températures de 35° et 34° (Griesinger, Rosenstein, Jaccoud).

Pour Marchal (de Calvi), la tuberculisation des diabétiques est un effet direct de la diminution de la respiration, c'est-à-dire de la restriction apportée à l'activité du poumon. Suivant cet auteur, « le produit de la digestion des aliments respiratoires étant perdu en très grande quantité, le poumon agit moins, et, agissant moins, se laisse envahir par la matière tuberculeuse. »

Cantani et Léo accusent la désassimilation exagérée des matières albuminoïdes. Pour eux encore, c'est la dénutrition qui est la cause de la tuberculisation.

Selon Jaccoud : « La phtisie diabétique est un phénomène qui dépend de la consomption, et qui manquerait le plus souvent, tant que le diabète resterait stationnaire à la phase dite de *diabète gras*, pour ne survenir que dans le diabète consomptif. »

« Malheur, dit Peter, au diabétique gras qui maigrit ; il a perdu son aptitude à réparer, et sa fin est prochaine ! »

Enfin le grand Trousseau disait :

« Il faut distinguer le diabétique gras du diabétique maigre. Le premier résiste parfois indéfiniment à son diabète, tandis que le second en meurt assez rapidement, et souvent alors par la phtisie. »

Nous ne devons pas oublier de dire que le bacille de Koch a la plus grande affinité pour les milieux sucrés. Nous ne devons donc pas être étonnés de son affinité pour les poumons du diabétique qui, de par le sucre qu'ils renferment, deviennent pour lui un excellent milieu de culture.

CHAPITRE III

**Causes qui favorisent ou retardent l'apparition
de la tuberculose chez les diabétiques.**

I

Les causes dont l'influence incontestable agit sur l'époque
de l'apparition de la phtisie chez les diabétiques sont de deux
ordres : les unes tiennent à l'individu, à son âge, aux conditions hygiéniques et sociales dans lesquelles il vit, les autres
à la nature du diabète.

A quel âge le diabétique devient-il le plus facilement tuberculeux ? Les auteurs les plus autorisés s'accordent à dire que
le diabète est une maladie d'autant plus grave, que l'âge est
moins avancé. Si, d'autre part, nous considérons l'époque où
l'apparition de la tuberculose est la plus fréquente, c'est-à-dire
vers l'âge de vingt à trente ans, nous serons portés à déclarer
cette période de la vie comme la plus néfaste pour le diabétique.

C'est du reste l'opinion de Traube, Durand-Fardel, Lecorché et Bouchardat. Ce dernier auteur, nous dit, en effet :
« Quand on n'a point passé l'âge de la tuberculisation pulmonaire, on doit toujours penser à cette fatale complication, et
tout faire pour l'éviter. »

Il n'en est pas de même à une époque avancée de la vie. Le
vieillard devient rarement phtisique, et, alors même qu'il

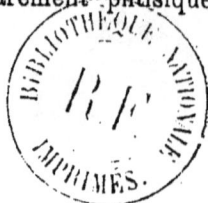

urine du sucre, son organisme semble se prêter mal à l'évolution du bacille.

L'enfant diabétique devient-il facilement tuberculeux ? Ici encore les opinions varient beaucoup. Bouchard nous dit : « Il y a longtemps que j'ai constaté l'extrême fréquence de la phtisie pulmonaire succédant à la glycosurie chez des sujets âgés de moins de quinze ans. »

Pour Durand-Fardel et Lecorché « la tuberculose pulmonaire appartient spécialement au diabète des jeunes enfants. »

Redon ne partage pas cette opinion, et pour lui les conclusions des auteurs que nous venons de citer sont fausses, car dans 22 cas de mort d'enfants diabétiques qu'il a observés, 4 seulement pouvaient reconnaître comme cause la phtisie pulmonaire.

Leroux, dans sa thèse sur le diabète sucré chez les enfants, se range à l'opinion de Redon, et déclare avec lui que la phtisie est rare chez les enfants diabétiques.

La constitution influe aussi d'une manière évidente sur le développement de la phtisie chez les glycosuriques.

Mais, de toutes les influences qui activent le développement de la phtisie chez les diabétiques, il n'en est pas de plus réelle et de plus universellement admise que les privations. Sans être le privilège des classes pauvres, la phtisie exerce surtout ses ravages parmi les diabétiques les moins fortunés. Ceux-ci trouvent en eux et dans leurs conditions sociales d'existence toutes les causes d'épuisement nécessaires à l'évolution de la maladie.

La nature du diabète ne met pas à l'abri de cette terrible complication, qui serait cependant plus fréquente dans le cours du diabète maigre. Nous avons donné plus haut, à cet égard, l'opinion de Trousseau et celle de Peter.

La quantité quotidienne de sucre éliminé et la durée de cette élimination auraient une influence décisive sur l'apparition de la tuberculose, au dire de Bouchardat. M. Huchard a observé un malade qui urinait 800 grammes de sucre par jour, quand les complications pulmonaires apparurent. Nous donnons cette observation dans le chapitre suivant.

Nous devons signaler enfin l'influence de l'albuminurie, et le professeur Bouchard a particulièrement insisté sur cette question :

« L'albuminurie, dit-il, est l'indice d'une altération secondaire de la nutrition, capable de rendre le pronostic du diabète plus sérieux. En effet, la phtisie diabétique existe presque exclusivement chez les malades qui sont en même temps albuminuriques ; j'ai vu l'albuminurie faire défaut une seule fois dans la phtisie diabétique, et j'ai vu la phtisie survenir dans près du cinquième des cas (18 pour 100) chez les diabétiques albuminuriques, tandis que dans la totalité des cas de diabète, la phtisie ne survient que 8 fois sur 100. »

Pour cet éminent observateur, l'azoturie n'exercerait pas la moindre influence sur le développement de la tuberculose.

En résumé, tous les auteurs compétents sont unanimes à déclarer que la phtisie chez les diabétiques est due à l'action débilitante du diabète, à l'affaiblissement physiologique et à la dénutrition qu'il cause dans l'organisme.

Sans doute, certaines causes adjuvantes viennent favoriser l'entrée de l'ennemi dans la place, en diminuant les forces et les ressources que l'organisme peut opposer à l'envahisseur, le bacille tuberculeux ; mais n'oublions pas surtout que, si le diabétique devient tuberculeux, c'est parce que le terrain sucré, qui est le sien, est un milieu de culture éminemment favorable à l'éclosion et au développement du bacille de Koch.

II

Fréquence de la tuberculose chez les diabétiques

L'influence phtisiogène du diabète étant bien établie, il nous reste à voir quelle est la fréquence de la tuberculose pulmonaire chez les diabétiques. Ici encore les opinions sont nombreuses et diverses.

Nicolas et Gueudeville (1805), frappés de la fréquence de la phtisie diabétique, lui avaient donné le nom de *phtisurie sucrée*.

Pour Copland et Bradsley, presque tous les diabétiques meurent tuberculeux.

En 1844, Contour regarde la tuberculose comme une conséquence du diabète plutôt que comme une complication.

La proportion de diabétiques tuberculeux donnée par Griesinger est la suivante : sur 100 diabétiques, 43 meurent phtisiques.

Nous devons remarquer en passant que les opinions des auteurs que nous venons de citer sont celles d'observateurs qui ont surtout vu des diabétiques pauvres hospitalisés, et non des diabétiques que leur condition sociale mettait à même de lutter avec un certain succès contre l'envahissement de la tuberculose.

A côté de ceux qui admettent la grande fréquence de la phtisie, sont ceux qui, au contraire, proclament son excessive rareté.

Pour Monneret, le diabète peut être l'occasion de la phtisie, mais lui donner naissance, jamais. Suivant cet auteur, « chez un individu en puissance de la diathèse tuberculeuse, le diabète en précipite le premier développement, et amène une mort très prompte, mais là s'arrête son influence. »

Wilks (1872) affirme n'avoir jamais vu de diabétique tuberculeux ; et Dickinson n'a trouvé qu'un seul tuberculeux sur vingt-sept autopsies de diabétiques.

Enfin, pour Lasègue, il n'y aurait pas plus d'un tuberculeux sur vingt diabétiques. Rappelons, à propos de Lasègue, que, par une cruelle ironie du sort, ce grand maître mourut diabétique et tuberculeux.

Nous méfiant également de ces opinions extrêmes, nous nous rangerons à l'opinion intermédiaire de Bouchardat, Durand-Fardel, Lecorché.

Sans doute, Bouchardat a dit aussi que tous les diabétiques meurent tuberculeux : sur dix-neuf autopsies de diabétiques, il avait trouvé dix-neuf tuberculeux. Mais il est revenu plus tard sur cette opinion, et il pensait ensuite que tous les malades épuisés qui entraient dans les hôpitaux succombaient à la tuberculose, mais que tous ceux qui pouvaient, dès le début, se soumettre à un traitement rigoureux, auxquels leur situation de fortune fournissait tous les moyens nécessaires pour se bien soigner, échappaient, le plus souvent à cette terrible complication.

L'opinion de Durand-Fardel et Lecorché est analogue à celle de Bouchardat.

CHAPITRE IV

Modalités cliniques de la phtisie chez les diabétiques

Au point de vue de la marche et de l'évolution, c'est-à-dire au point de vue clinique, on peut distinguer plusieurs types de phtisie diabétique.

Un premier type est le type granulique, et l'on cite toujours le cas de M. Letulle, rapporté à la Société d'Anatomie, il y a plus de vingt ans. Le malade observé par cet auteur fut enlevé en dix-sept jours par une granulie à forme dyspnéique, sans présenter à l'autopsie autre chose qu'une confluence remarquable de granulations tuberculeuses dans les poumons, les plèvres, le foie et les reins. On lira plus loin l'observation.

A côté de cette forme, qui est très rare et presque toujours fatale, on peut en décrire trois autres. Bien que différentes l'une de l'autre, ces formes ont cependant des signes communs qui les différencient de la phtisie banale et qui peuvent quelquefois amener le médecin à penser à la phtisie diabétique.

C'est ainsi que le début en est généralement insidieux.

La phtisie, chez les diabétiques, a souvent un début de bronchite, et l'on retrouve les symptômes que Lecorché a donnés comme caractéristiques de la bronchite des goutteux : sécheresse de la toux, rareté relative de l'expectoration, localisation souvent unilatérale des râles muqueux ou sibilants ; puis alors surviennent des signes physiques de nature à augmenter les soupçons du clinicien : localisation des râles aux sommets, et matité plus ou moins circonscrite : on pense alors à un foyer de tuberculose.

Quelquefois, mais plus rarement, au lieu du début insidieux et bronchitique, on a le début solennel d'une pneumonie franche ou d'une broncho-pneumonie, avec réaction fébrile et point de côté. Ce début se rencontre surtout chez les diabétiques gras, bons viveurs. Chez ceux-ci, l'organisme n'est pas encore affaibli, il réagit encore vigoureusement contre l'envahissement du bacille tuberculeux ; et cette réaction se traduit par de la toux plus ou moins violente, suivie d'expectoration, et par de la fièvre.

Dans certains cas, c'est cette réaction de l'organisme en présence du bacille tuberculeux qui fait découvrir le diabète ; certains signes pulmonaires attirent l'attention du médecin qui est ainsi appelé à faire l'analyse des urines, et qui trouve celles-ci plus ou moins chargées de sucre.

C'est d'ailleurs ce qui arriva dans l'observation de pneumothorax chez un diabétique que nous rapportons après M. le professeur agrégé Rauzier.

Quelquefois cependant on ne trouve pas de sucre, et cela parce que l'apparition de la tuberculose peut faire disparaître momentanément la glycosurie. Mais, si l'on interroge le malade, on apprend alors que celui-ci était diabétique depuis trois mois, six mois, un an ; mais que c'était un petit diabétique dont la maladie ne se traduisait que par quelques petits signes : furoncles, gingivite chronique, prurit, eczéma génital, un peu d'augmentation de la soif.

Le diabétique maigre et épuisé, au contraire, ne réagit pas, ou ne réagit guère. Chez lui, la phtisie est froide, sèche, insidieuse, lente.

« On dirait, dit Pidoux, que les matériaux de combustion,

de phlegmasie et de pyrexie sont enlevés à l'organisme en général, et aux poumons en particulier, par la glycosurie ...»

Souvent, dans ces cas, le malade s'aperçoit à peine qu'il tousse, et il vient consulter le médecin pour toute autre chose qu'une maladie de poitrine. Il se plaindra, par exemple, d'une douleur sciatique, d'un anthrax, d'une gingivite, de phyctènes aux extrémités.

Quand cet épiphénomène devient un signe révélateur, déjà les lésions pulmonaires sont devenues irréparables. On assiste bien, dans ce cas, à l'évolution de la phtisie froide et sèche, sans réaction fébrile, sans toux, sans expectoration, sans sueurs, dont la première étape reste toujours ignorée et qui peut rester toujours ainsi, alors même que les deux poumons sont criblés de tubercules.

Dans l'un et l'autre de ces deux cas, l'évolution se fait vite; les lésions aboutissent rapidement à l'ulcération, et quelquefois la rapidité de l'évolution est telle qu'au processus dégénératif s'en ajoute souvent un autre sur lequel Charcot a spécialement attiré l'attention, c'est la mortification en masse, le sphacèle de certaines portions indurées par l'infiltration tuberculeuse.

CHAPITRE V

OBSERVATIONS

Nous allons maintenant donner quelques observations cor-
pondant aux diverses formes de phtisie diabétique dont nous
venons de parler. Et d'abord celle de M. Letulle que nous
extrayons du *Bulletin de la Société anatomique*..

Observation I

(LETULLE)

Diabète. — Tuberculose miliaire aiguë

M..., trente-six ans, cordonnier, entre, le 12 mai 1877, à la
Pitié. Cet homme n'a jamais été malade, si ce n'est il y a seize
ans, époque où il fut couvert pendant quelque temps d'une
éruption abondante de furoncles. N'a jamais fait d'excès de
boissons et a toujours travaillé.

C'est depuis un an qu'il est malade ; il s'aperçut alors
qu'il était obligé de boire beaucoup pour satisfaire sa soif.
L'appétit augmenta de même, mais resta proportionnellement
moindre. Bientôt il s'amaigrit et les forces diminuèrent. Enfin, il y a trois semaines, un affaiblissement rapide, une éma-
ciation considérable et une toux sèche le forcèrent d'aban-
donner son travail.

Le malade offre, à son entrée, une teinte légèrement ter-
reuse de la face. Le pouls est rapide, la peau est chaude,

(8•2), la céphalalgie vive depuis une huitaine de jours. La bouche est sèche et le malade affirme qu'il boit de huit à dix litres d'eau par jour. L'examen des viscères ne présente rien de notable, si ce n'est une rudesse assez grande des bruits respiratoires au sommet droit en arrière. Il ne crache pas, pas d'épistaxis, constipation habituelle.

L'examen des urines donna le diagnostic et y révéla une quantité notable de sucre et un nuage albumineux.

Le lendemain, au saccharimètre, 388 gr. 10 de sucre pour sept litres d'urine. L'état général mauvais persiste ; affaiblissement du malade, la céphalalgie opiniâtre dont il s'était plaint à son entrée ne cède à aucun traitement. La toux, plus fréquente, ne s'accompagne d'aucune expectoration. On trouve quelques râles sous-crépitants à la base droite. Les bruits respiratoires paraissent rudes à gauche. L'appétit diminue. Température du soir, 39•6.

25 mai. — Cyanose de la face. Langue rouge. Matité au sommet droit et sous l'aisselle ; mêmes signes à gauche. Sous la clavicule, résonnance de la voix, râles crépitants fins. L'urine est tombée à cinq litres. Sucre notablement diminué.

26. — Nuit agitée. Délire, dyspnée et souffle rude et profond sous l'aisselle droite.

27. — Face violacée. Dyspnée augmentée. Affaiblissement considérable et incontinence de l'urine et des matières fécales.

28. — Cyanose générale de toute la surface tégumentaire. Langue violacée mais humide. Respiration soufflante dans la moitié supérieure du poumon droit. Toux fréquente, pas de crachats.

29. — Cyanose extrême. Dyspnée intense. Râles sous-crépitants fins en avant de chaque côté. Mort.

AUTOPSIE. — *Poumon droit.* — Quelques adhérences au

niveau postérieur du lobe supérieur. Sur les coupes, infiltrations de granulations tuberculeuses, d'autant plus confluentes qu'on se rapproche plus du bord inférieur de ce lobe supérieur. Au sommet, deux noyaux grisâtres du volume d'un gros pois, entouré par une zone de tissu gris, lardacé, très dur. Le reste du parenchyme est congestionné. Au lobe inférieur congestion intense d'un rouge brun, sur laquelle tranchent par leur blancheur les granulations miliaires très nombreuses et très jeunes.

La plèvre est parsemée d'un grand nombre d'ecchymoses sous-pleurales. Au niveau du hile on trouve un énorme ganglion mollasse, fluctuant, laissant sourdre sur la coupe une quantité considérable d'un liquide lactescent, rempli de masses calcaires très blanches.

Poumon gauche. — Très congestionné, infiltré de tubercules qui paraissent un peu plus vieux, déjà jaunâtres sur quelques points. La base du poumon ne crépite pas et va au fond de l'eau.

Cœur. — Poids : 257 gr. Mou. Petits points d'athérome au niveau des valvules mitrales.

Foie. — Poids : 1680 gr. Couleur chamois, parenchyme infiltré de granulations tuberculeuses entourées d'une zone d'hyperhémie.

Encéphale. — Congestion du plexus choroïde du quatrième ventricule.

Rate. — Infiltrée de tubercules jeunes.

Intestins et *Estomac.* — Très congestionnés avec quelques ecchymoses de la muqueuse.

Observation II

(HUCHARD)

Diam..., âgé de quarante-neuf ans, charretier, entre le 14 avril 1888, dans le service de M. Huchard, à Bichat, salle Bazin, n° 4.

Pas d'antécédents pathologiques héréditaires; mais il a beaucoup abusé de l'alcool, du café et du tabac. Le malade n'a pas eu de rhumatisme, mais il présente aux deux mains une rétraction de l'aponévrose palmaire des plus évidentes. Il fait remonter seulement à quatre mois le début de sa maladie. A cette époque il était atteint de polyphagie, d'une polyurie abondante et l'amaigrissement fit des progrès assez rapides.

A son entrée le malade est pâle, amaigri, les membres inférieurs sont le siège d'un léger œdème péri-malléolaire qui s'accuse chaque jour davantage et finit par gagner les deux jambes. Les réflexes rotuliens sont complètement abolis. L'estomac n'est pas dilaté, mais le malade se plaint de légers troubles dyspeptiques. Les urines sont abondantes (10 litres par jour), et elles renferment plus de 800 grammes de sucre par jour. Cette quantité de sucre est si considérable, que l'on fait examiner de nouveau les urines par le pharmacien en chef de l'hôpital, lequel est absolument arrivé au même résultat. Du reste, si Seegen affirme n'avoir jamais vu l'élimination quotidienne de sucre dépasser 600 grammes, il est juste de rappeler que Lecorché et Ferréol ont observé chacun un cas, où cette élimination se chiffrait par 1,200 et même 1,376 grammes par jour.

Le malade est soumis à la médication antipyrinique et la quantité d'urine baisse de 10 litres jusqu'à 6 litres, 4 litres et même 3 litres 900, quantité qui se maintient. Enfin l'administration de l'antipyrine produit un abaissement considérable de la quantité de sucre émise dans les vingt-quatre heures : le malade, qui en rendait 753 grammes, n'en rend plus au bout de quinze jours que 271 grammes.

Mais le malade ne fut pas longtemps à bénéficier du soulagement apporté par l'antipyrine; il s'amaigrit, ses téguments se décolorent peu à peu : sa peau, sèche et rugueuse, ne présente pas d'éruptions, mais l'œdème périmalléolaire augmente. Le malade accuse des alternatives de diarrhée et de constipation; sa soif est très grande, il boit chaque jour plusieurs litre de tisane.

23 mai. — On s'aperçoit que le malade est fatigué et on apprend que, depuis une huitaine de jours, il accuse du côté droit des douleurs fugaces, siégeant, soit en un point, soit en un autre. La toux est fréquente, l'expectoration abondante, couleur chocolat, visqueuse, fait croire d'abord à l'existence d'une pneumonie.

A la palpation, on réveille de la douleur au-dessus du mamelon droit et dans la fosse sus-épineuse droite.

La percusssion dénote une submatité très manifeste au sommet droit, et même dans toute la hauteur du poumon droit. Pas de déformation du thorax, si ce n'est un amaigrissement considérable.

A l'auscultation : en avant, au sommet droit dans le creux sous-claviculaire on entend un gros foyer de râles sous-crépitants, la respiration est soufflante et prolongée. Le poumon gauche, au même endroit, offre une respiration prolongée, mais pas de râles.

En arrière du poumon droit, respiration soufflante, rude. Expiration prolongée, gros foyers de râles dans la fosse scapulaire; dans toute la hauteur, respiration soufflante, et bronchophonie intense. Dans la région du poumon gauche, respiration soufflante, mais beaucoup moins que de l'autre côté. Pas de râles, vibrations thoraciques conservées.

L'amaigrissement est considérable, mais l'appétit est toujours conservé. Œdème des jambes. Rien au cœur. Pouls dur, mais la tension au manomètre est faible. Facies pâle. Etat ichtyosique de la peau, de la face et des mains. Urines égalant 4 litres en quantité et 117 grammes par jour de sucre sont éliminés. Température 37°,5.

On administre une pilule à chaque repas ainsi composée :

Créosote.	} ââ	0 gr. 05
Cynoglosse		
Iodoforme	—	0 gr. 01
Arséniate de soude. . . .	—	0 gr. 001

27 mai. — Même état. Le malade est très faible et ressent des sensations de fourmillement dans les membres. Température : 37°7. Urines : 6 litres ; le sucre tombe à 55 gr. 25. Traces d'albumine.

30. — Matité absolue dans tout le côté droit. Murmure respiratoire aboli dans le tiers inférieur du poumon droit. Urine : 4 litres 48. Sucre : 54 grammes. Albumine : 0 gr. 15 par litre. Température : 38°1.

1er juin. — Œdème des paupières. Eschare de la peau au niveau de la cuisse droite. Signes de pleurésie. Crachats sanguinolents. Urine : 3 litres. Sucre : 24 grammes. Albumine : 0 gr. 50 par litre.

Le 3. — Dyspnée, toux fréquente. Œdème des membres inférieurs. Mort.

AUTOPSIE. — Facies pâle, sphacèle de la peau (conservée) commençant. Phlyctènes et taches violacées à la face interne de la cuisse droite.

Plèvre. — Epanchement pleural énorme du côté droit (3 litres au moins), séreux, citrin, refoulant le poumon vers la colonne vertébrale.

Poumons un peu adhérents au sommet : caverne volumineuse occcupant le lobe supérieur droit, de 2 à 6 centimètres de diamètre à parois déchiquetées, avec zone péricaverneuse d'induration pulmonaire qui ne surnage pas. Tout le reste des poumons est envahi par des nodules tuberculeux du volume d'un pois ou d'une noisette paraissant plus confluents autour des bronches.

Plèvre gauche, rien : poumon gauche hyperhémié, deux ou trois petits nodules tuberculeux dont l'un, plus volumineux, occupe la périphérie de la grosse bronche du lobe supérieur. Pas de bacilles dans le grattage de la caverne.

Péricarde. — Œdème du péricarde pariétal et du péricarde viscéral, cœur atrophié, très petit; artères coronaires paraissant saines tout d'abord mais présentant à l'ouverture de petites plaques d'athérome, molles, nombreuses, mais peu saillantes et ne rétrécissant nullement les vaisseaux.

Aorte. — Plaques d'athérome disséminées jusqu'à la bifurcation iliaque.

Myocarde. — Brun, jaune paille, taches nacrées, denses et serrées, sur la coupe des piliers et des trabécules pariétaux.

Reins volumineux, pesant 250 grammes. Le *foie* pèse 1600 grammes. l'as de lésions appréciables sur l'*estomac* ni les *centres nerveux*.

L'observation de Letulle, et celle de Huchard, que nous venons de rapporter, nous représentent le premier type de phtisie diabétique, c'est-à-dire la phtisie diabétique à forme rapidement fatale, à forme granulique.

Observation III

(TAPRET)

(Très résumée)

Une malade avait été prise, sans cause appréciable, d'une poussée d'eczéma génital. Plusieurs mois après, et peu de temps après un choc cérébral violent, elle est prise de malaises, de frissons et de toux qui font penser à la grippe. Cependant ces symptômes ne s'amendent pas et on examine les urines dans lesquelles on trouve du sucre. Mais la température reste élevée et prend vite des allures de purulence (grandes oscillations entre 36° et 39°).

La dyspnée est très intense. La toux fréquente avec une expectoration assez abondante.

Les phénomènes généraux graves devancent les phénomènes locaux, et la mort arrive vite dans l'hecticité et dans le marasme.

Cette observation est celle d'une phtisie diabétique grasse survenue chez un diabétique gras, arthritique, et ayant évolué avec les allures d'une broncho-pneumonie tuberculeuse.

La suivante est l'observation d'un malade chez qui la phtisie, insidieuse à son début, prit rapidement des caractères plus accentués et dont l'évolution rapide fut la cause de la recherche du diabète.

Observation IV

(DOCTEUR SAUVAGE)

Le nommé P... (Ferdinand), âgé de quarante-deux ans, employé, entre à l'hôpital Saint-Antoine, dans le service de M. le docteur Tapret, salle Bichat, n° 15, le 1er juin 1895.

C'est un homme qui a toujours mené une vie active. Il
était voyageur de commerce, profession qui l'obligeait à faire
de longs voyages où il était exposé à des excès de boisson.
Ces excès et les fatigues qui en résultaient ont été cause
que, sur l'avis de son médecin, il a, depuis dix ans, pris la
profession plus calme d'employé.

Antécédents héréditaires. — Son père est mort à soixante-
cinq ans, d'un cancer à la langue. Il avait toujours été bien
portant et n'avait jamais présenté de manifestations arthri-
tiques.

Sa mère est morte à l'âge de cinquante-sept ans, dans
un asile d'aliénés où elle était depuis dix ans. Une tante
(sœur de la mère) a été pendant deux ans (vers l'âge de
quarante ans) dans un asile d'aliénés. Elle est maintenant
en bonne santé.

Il n'y a pas de frères ni de sœurs.

Antécédents personnels. — Cet homme n'a eu aucune
maladie, si ce n'est, pendant son service militaire, quelques
ulcérations vénériennes légères, qui durèrent peu, et qui ne
furent pas diagnostiquées par le médecin.

Il a eu pendant ses voyages, c'est-à-dire il y a dix ou
quinze ans, des troubles dyspeptiques d'origine alcoolique :
pituites le matin, manque d'appétit.

Il était d'un tempéramment actif, nerveux, d'un caractère
impressionnable, prenant très à cœur les divers actes de son
métier, s'en inquiétant souvent outre mesure ; quelquefois
emporté et facilement colère lorsqu'il rencontrait quelque
contradicteur.

Début. — C'est au mois de novembre 1894 que la maladie
actuelle paraît avoir débuté, après une affaire de famille qui
lui causa une violente émotion.

Quelques jours après cette affaire, le malade se sentit pris d'une lassitude extrême, de faiblesse très grande dans tous les membres, d'un anéantissement complet, dit-il, de la pensée. Il avait des insomnies presque toutes les nuits, et lorsque, par hasard, il pouvait dormir, il se réveillait le matin très fatigué.

Malgré cela, les fonctions digestives étaient conservées.

Peu de temps après, au mois de janvier suivant, il eut de l'impuissance génitale, et, presque en même temps, survint de la polyurie. Le malade n'a pas calculé la quantité d'urine émise, mais il nous dit qu'il était obligé de se relever plusieurs fois la nuit et que chacune de ses mictions, aussi bien diurnes que nocturnes, étaient très abondantes. Cette polyurie s'accompagne de polydipsie, mais non de polyphagie.

Comme lésion locale, il ne fut atteint que d'un peu de gingivite.

C'est vers le milieu du mois de février qu'il commença à tousser. Il n'y eut jamais de point de côté, ni de fièvre, ni d'hémoptysies.

Cette toux resta stationnaire, sèche, sans lui donner d'inquiétude jusqu'au commencement du mois de mai dernier. C'est à ce moment que la toux se modifia; elle devint plus fréquente; de sèche qu'elle était, elle devint grasse et s'accompagna d'expectoration.

En même temps, l'état général devint plus mauvais; il y eut de l'amaigrissement et de la fièvre. La polyurie et la polydipsie diminuèrent. C'est alors que, le 29 mai, on fit l'examen des urines et que l'on découvrit la glycosurie.

Examen à l'entrée. — C'est un homme d'une taille au-dessus de la moyenne (1m77). Il est pâle, mince, les joues creuses. Il est très amaigri, surtout à la partie supérieure du tronc, et il nous dit que, depuis six mois, il a perdu 10 kilog.

Pas d'œdèmes, pas d'éruptions, pas de traces de cicatrices anciennes ou récentes. La peau est sèche, un peu farineuse.

Les ongles offrent la déformation hippocratique (cette déformation daterait de cinq mois).

La température est de 37°3.

L'appétit est bon et conservé. Il n'y a ni polydipsie ni polyphagie.

La langue est un peu blanchâtre.

Les dents sont ébranlées, noirâtres. Beaucoup sont absentes ou remplacées par des chicots.

Les fonctions de l'estomac et de l'intestin sont normales. Le ventre est un peu gros. Pas d'ascite.

Le foie, non douloureux, déborde les fausses côtes d'un travers de doigt.

La rate paraît un peu grosse.

La quantité des urines est très diminuée, au dire du malade, mais elle reste toujours au-dessus de la normale (trois litres). Elles sont jaunes et pâles, et contiennent 72 gr. 192 de sucre par litre. En tout, par conséquent, 146 gr. 60.

Au cœur, on ne trouve rien à noter.

Poumons. — En arrière, on trouve au sommet gauche quelques sibilances et craquements dans la toux.

Au poumon droit, on trouve de la submatité au sommet, un peu de souffle et des râles sous-crépitants humides dans toute la fosse sous-épineuse. En avant, un peu d'obscurité de la respiration à droite et à la base.

10 juin. — Depuis trois jours, le malade a de la fièvre. La température, à 39° le soir, descend d'un degré le matin.

La veille, c'est-à-dire il y a quatre jours, il y avait un point de côté au-dessus du mamelon ; ce point de côté n'existe plus aujourd'hui.

Au niveau du point de côté, on perçoit une respiration très diminuée et de légers frottements.

20. — La température est toujours élevée le soir. Elle ne dépasse pas 39°2.

L'expectoration est abondante, grise, purulente, la forme nummulaire n'existe pas.

A l'auscultation du poumon droit, on perçoit des signes cavitaires au niveau de la fosse sous-épineuse : souffle caverneux avec gargouillement, et tout autour des râles sous-crépitants secs, durs, et d'autres humides.

En avant, il y a de la matité au-dessous du mamelon, se prolongeant un peu vers la ligne axillaire. La respiration ne s'entend presque pas, et il y a un léger souffle.

Les urines sont de 3 litres. L'examen, fait par l'interne en pharmacie du service, donne les résultats suivants :

Sucre	67 gr. 50 par litre	—	202 gr. 50 en tout.
Urée	8 gr. 82	— —	26 gr. 46 —
Chlorures	0 gr. 60	— —	1 gr. 80 —
Acide phosphorique.	0 gr. 70	— —	2 gr. 10 —

Les jours suivants, au lieu de s'amender, l'état général devient de plus en plus mauvais, et, dans la nuit du 29 juin, la mort arrive sans souffrances du malade.

AUTOPSIE. — A l'autopsie, faite le 1er juillet, on trouve au poumon gauche des adhérences du sommet. A la coupe, des tubercules gris au sommet.

Au poumon droit, il y a de nombreuses adhérences pleurales ; à la base, en avant, pleurésie purulente enkystée ; à la partie moyenne, en arrière, une caverne grosse comme une pomme, à moitié remplie d'une matière puriforme gris jaunâtre. Tout autour, de nombreux tubercules ramollis.

Le foie est gros, il pèse 2210 grammes. Il n'est pas dur à la coupe, et présente un peu l'aspect du foie cardiaque.

La rate est grosse.

Les reins sont un peu congestionnés, non diminués de volume.

Le cœur est normal.

Le pancréas est légèrement atrophié.

Cette observation est remarquable et par l'évolution rapide de la phtisie qui a attiré l'attention sur le diabète et par le début insidieux.

On peut rapprocher de cette observation la suivante, dans laquelle le début fut également silencieux, l'évolution lente, attirant à peine l'attention, les symptômes physiques offrant un contraste très marqué avec les symptômes fonctionnels, mais la marche, malgré tout, fatale.

Observation V

(TAPRET)

Un jardinier, âgé de cinquante ans, entre à l'hôpital Saint-Antoine, salle Bichat, pour réparer ses forces qu'il trouve très diminuées depuis quelques mois, et pour se guérir des phlyctènes qu'il porte à la face plantaire des pieds.

Ces phlyctènes, remplies d'une sérosité noirâtre, sont apparues dans la nuit qui a précédé son entrée à l'hôpital ; elles sont survenues sans cause plausible ; elle seraient dues, au dire du malade, à des brûlures faites en se chauffant les pieds.

La fatigue extrême accusée par le malade et ce commencement de plaque gangréneuse mirent sur la voie d'un diabète important. Les soupçons se changèrent vite en certitude, lorsqu'on apprit qu'après avoir joui d'une excellente santé, le malade, depuis l'année précédente, souffrait de la soif, et urinait beaucoup. Presque subitement, et vers la même époque, était survenu un assez bon appétit, et le malade aurait pu manger beaucoup, s'il n'avait éprouvé une grande gêne à mastiquer les aliments, gêne causée par une gingivo-périostite expulsive très caractéristique.

De plus, la peau était sèche et les réflexes abolis.

L'examen des urines révéla 80 grammes de sucre par litre et une émission quotidienne de 3 à 4 litres.

Jamais ce malade n'avait été gras, mais sa maigreur, à son dire, s'était bien vite accusée depuis le moment où il s'était senti impuissant.

Lorsqu'on lui fit cette question : « Toussez-vous ? » il répondit comme quelqu'un qui cherche à se rendre compte, si réellement il éprouve ce qu'on lui demande : « Un peu le matin, mais si peu que rien. »

En l'auscultant, on constatait nettement des signes de ramollissement dans les fosses sus et sous-épineuses droites et une respiration sèche et saccadée indiquant une infiltration commençante à gauche.

Jamais il n'y eut d'hémoptysies.

Pas de gêne respiratoire ; pas de douleur dans les épaules.

Rien du côté des viscères abdominaux.

Le pouls n'est pas sensiblement accéléré, mais il est dur, dans une artère athéromateuse. Pas de fièvre au toucher : cependant le thermomètre accuse quelque chose d'important : à peine 36° le matin ; plus de 37° le soir (37° 7 à 38°).

Cette différence entre la température du matin et celle du soir donne une courbe analogue à celle de la fièvre hectique : seulement elle est dans la ligne basse, au lieu d'être dans la ligne haute, ce qui est, en quelque sorte, une caractéristique de l'hecticité diabétique tuberculeuse.

Au bout de quinze jours de mieux, comme il arrive toujours chez les malades chroniques que l'on met au repos, le malade se remit à descendre vite. La toux devint plus fréquente sans qu'il y eût de changement dans l'expectoration. En revanche la polydipsie et la polyurie diminuèrent un peu (signes d'aggravation). En quelques semaines, le sommet droit était excavé, le reste du poumon du même côté se remplit et le côté gauche commença à gargouiller.

Le malade tousse de moins en moins, mais sa toux a un caractère caverneux de plus en plus marqué. L'haleine est fétide : malgré cela elle n'a rien de l'odeur repoussante que l'on rencontre quelquefois, et qui attire l'attention sur la gangrène pulmonaire.

L'expectoration était nulle, ce qui est la règle dans la plupart des cas.

En moins de trois mois, le malade était arrivé insensiblement au plus haut degré du marasme, et les derniers moments ont été précipités par une diarrhée assez abondante qui a amené une sécheresse très pénible de la langue et de la gorge.

Le muguet n'est pas apparu. Cette complication, si fréquente à la fin de la phtisie vulgaire, paraît assez rare dans la phtisie diabétique : peut-être à cause de la conservation de l'acidité de la bouche et un besoin continuel de boire.

Les extrémités se sont refroidies vite ; le nez s'est pincé ; le pouls est devenu tout à fait misérable ; la température avant le dernier soupir était de 32°5, et le malade s'est éteint doucement, sans secousse.

Cette manière de mourir est toujours à peu près la même, quand le malade glisse insensiblement sur cette pente fatale que lui offrent le diabète et la phtisie.

A l'autopsie, on trouva une atrophie très marquée du pancréas ; de nombreuses lésions de tuberculose ulcérée vulgaire. Il y avait de plus dans le poumon une plaque de sphacèle maintenue au reste de l'organe par quelques tuyaux bronchiques. Il y avait aussi de la myocardite graisseuse et de l'astérite déformante.

A côté de ces deux formes graves, il existe une forme plus favorable comme nous le montre l'observation qu'on va lire :

Observation VI

(TAPRET)

Il s'agit d'un homme vigoureux, arthritico-goutteux, obèse avec calvitie précoce, beau mangeur, souvent altéré et ne se privant pas de boire.

Il avait, à son dire, toujours toussé ün peu le matin, pour arracher de son pharynx quelques mucosités élastiques et plus ou moins poussiéreuses. C'était tout ce dont il se plaignait, lorsqu'on parlait santé.

Trois ans avant la maladie qui nous occupe, il fut pris d'une éruption furonculeuse assez importante pour faire songer à examiner les urines. On ne trouva dans celles-ci que des traces de sucre.

La furonculose guérie, le malade reprit ses occupations, et son état florissant ne fut en rien altéré. A plusieurs reprises, on put se rendre compte que la réaction sucrée était devenue insignifiante, presque douteuse.

Quelque temps après, il eut un petit accès de goutte localisé au gros orteil droit, un accès bien nettement caractérisé qui pourtant avorta seul en quelques jours.

A peine remis de sa goutte, à l'occasion d'un froid, il eut une extinction de voix et des picotements de gorge insupportables, qui amenèrent des quintes de toux violentes, surtout le matin au réveil. Ce n'était du reste que l'exagération de son état habituel. Tout cela ne se passait pas sans une légère élévation de température, et surtout sans une grande fréquence du pouls.

Les quintes de toux prirent le caractère coqueluchoïde, sans que l'on trouvât traces d'adénopathie trachéo-bronchique, lésion d'ailleurs peu probable chez un homme de constitution **robuste.**

La glycosurie augmenta de quelques grammes, et des
traces d'albumine furent très appréciables dans des urines
d'une abondance toujours bien au-dessus de la moyenne, en-
viron 3 litres.

Commencèrent alors à apparaître des signes de bronchite
sibilante dans le sommet droit, et des râles de congestion à
la base gauche, au niveau et presque dans toute l'étendue de
la ligne axillaire postérieure.

Peu après, sans que l'azoturie augmentât, le malade se mit
à perdre l'appétit et à maigrir.

On put entendre dans les poumons des craquements secs,
mêlés de quelques râles humides, et quelques crachats furent
rendus teintés de sang rutilant.

Une semaine de plus, il n'y avait plus de doute sur le début
d'une phtisie.

L'examen bacillaire, fait avec grand soin, donna deux résultats négatifs, à quinze jours de distance, et un résultat
positif.

Comme traitement, on lui prescrivit la vie au grand air :
d'abord sur mer pendant une semaine ou deux pour stimuler
l'appétit, ensuite sous le soleil d'Alger.

Il se trouva fort bien de cette thérapeutique, et revint avec
un état général excellent et une atténuation considérable des
phénomènes locaux. A peine si l'on perçut alors dans la fosse
sus-épineuse droite une inspiration un peu plus rude que celle
de gauche et une expiration filée, prolongée et piaulante,
comme dans l'emphysème de guérison de la tuberculose.

Mais le malade restait diabétique et albuminurique. Il
reprit ses affaires un peu malgré l'avis de son médecin. On
le mit à l'hygiène sévère des diabétiques curables, tout en le
forçant à une suralimentation peut-être susceptible de ramener
sa goutte et d'exagérer son albuminurie, qu'il est à espérer

de voir rester dyscrasique, et en l'obligeant à faire l'exercice nécessaire pour brûler le plus possible ce qu'il absorbe.

Cette observation nous prouve que le diabétique peut puiser dans sa propre constitution des éléments sérieux de résistance contre le bacille.

Pour cela, il faut d'abord que l'infection bacillaire offre d'emblée une marche chronique, qu'elle s'installe silencieusement, progressivement, et non pas brusquement, avec grand fracas, en produisant dans l'organisme des réactions vives qui diminueront d'autant la résistance du malade.

Il faut, de plus, et surtout, que le diabétique ne soit pas encore épuisé par son diabète : et cette condition sera remplie si nous avons affaire à un diabétique goutteux, jeune et vigoureux, n'ayant en dehors de sa glycosurie aucune cause de déperdition, de façon à pouvoir concentrer toutes ses forces pour la lutte contre le bacille.

Mais il ne suffit pas d'avoir affaire à une phtisie à marche chronique ; il faut prendre cette maladie à son début.

Aussi tout médecin qui donne ses soins à un diabétique doit-il surveiller attentivement son malade, et songer constamment à l'invasion possible sinon probable de la tuberculose. On ne doit pas plus négliger d'ausculter les poumons d'un diabétique qu'on ne néglige d'ausculter avec le plus grand soin le cœur d'un malade rhumatisant.

De cette façon, le médecin ne sera jamais surpris par l'ennemi, et pourra, dès le début, dans certains cas, modérer les progrès de l'infection bacillaire, sinon en enrayer complètement la marche.

Après avoir donné des exemples correspondant aux diverses formes de la phtisie chez les diabétiques, nous allons rapporter l'observation résumée d'un malade, diabétique ignoré, et chez lequel la tuberculose latente se révéla subitement par un pneumothorax.

Nous devons cette observation à l'obligeance de M. le professeur agrégé Rauzier, qui l'a d'ailleurs communiquée au Congrès de médecine de Montpellier, au mois d'avril 1898, dans les termes suivants :

« Parmi les formes de la tuberculose, il en est une sur les particularités de laquelle Pidoux insistait à juste titre, et dont il a pu dire qu'elle était sèche, froide et sans réaction : c'est la tuberculose des diabétiques.

Cette forme de tuberculose, souvent latente, peut se révéler brusquement par une grave complication, le pneumothorax par exemple. Le fait suivant vient corroborer cette opinion.

Je fus appelé, en 1895, à voir, dans une ville voisine, un homme de soixante-quatre ans qui avait été pris, deux jours auparavant, sans cause apparente, d'un point de côté gauche, à irradiations multiples, et d'une vive dyspnée.

Ces phénomènes s'étaient atténués en quelques heures, et avaient été attribués à une congestion pulmonaire. En effet, à l'examen, une sonorité normale, et même un peu accrue, s'alliait à l'absence complète de murmure vésiculaire.

Un certain degré d'amphorisme et la perception du bruit d'airain me permirent de conclure, malgré la disparition presque complète de tous les symptômes fonctionnels, que nous nous trouvions en présence d'un pneumothorax.

Pareille constatation, dans les conditions précitées, permettait d'affirmer, presque à coup sûr, l'existence d'une tuberculose : et, de fait, l'exploration attentive des antécédents personnels du malade révélait quelques manifestations thoraciques, de légères hémoptysies, quelques épistaxis, et, depuis quelque temps, un certain degré d'amaigrissement.

Notre malade était de plus un arthritique héréditaire.

Mais, pour qu'un homme antérieurement vigoureux, sanguin, indemne de toute hérédité suspecte au point de vue tuberculose, comptant parmi les favorisés de la fortune, et échappant dès lors à tout soupçon de misère physiologique, eût contracté à un âge avancé une tuberculose pulmonaire, il fallait une prédisposition personnelle puissante, tirée de quelque tare organique demeurée jusqu'alors latente.

L'examen des urines nous révélait bientôt la nature diabétique. Celles-ci contenaient 80 grammes de sucre par litre.

Bien que délivré rapidement des symptômes pénibles du début, et malgré l'absence d'épanchement consécutif, le malade succombait par le cœur, peu de jours après.

Nous n'avons pu en pratiquer l'autopsie. »

Cette observation est doublement intéressante : d'abord elle est la seule que nous possédions d'un pneumothorax constaté chez un diabétique ; ensuite, si dans les précédentes observations nous avons eu affaire à des malades, diabétiques avérés, chez lesquels nous avons suivi l'évolution d'une tuberculose presque toujours inexorable, dans l'observation que l'on vient de lire, c'est à l'occasion d'une tuberculose se révélant brusquement que l'on a été amené à découvrir le diabète qui en était la cause.

CHAPITRE VI

CONCLUSIONS

Les conclusions que nous tirerons de notre modeste travail sont les suivantes :

I. — Le diabète, par son action débilitante, par les actes de dénutrition qui l'accompagnent, met l'organisme dans des conditions de moindre résistance éminemment favorables à l'envahissement de celui-ci par le bacille de la tuberculose.

De plus, le bacille de la tuberculose, affectionnant d'une façon spéciale les milieux sucrés, rencontre, de ce fait, chez les diabétiques les meilleures conditions d'éclosion et de développement.

II. — Cette tuberculose ne diffère en rien de la tuberculose pulmonaire commune, au point de vue anatomo-pathologique.

III. — Cette tuberculose, le plus souvent insidisieuse, froide, sèche, lente, mais néanmoins à évolution presque toujours fatale, peut se révéler brusquement par une complication grave telle que le pneumothorax.

IV. — La thérapeutique d'une pareille affection ne peut guère consister que dans une hygiène bien entendue, et elle aura d'autant plus de succès que le malade sera moins affaibli par son diabète, et qu'il appartiendra à la classe dite des diabétiques gras.

INDEX BIBLIOGRAPHIQUE

A. Bagou. — Thèse de Paris, 1888.

Bertail. — Thèse de Paris, 1873.

Mlle Bielooussoff. — Thèse de Paris, 1894.

Bouchard. — Maladies par ralentissement de la nutrition, 1885.

Bouchardat. — De la glycosurie ou diabète sucré, 1883.

— Annuaire de thérapeutique, 1848, page 243.

Boutard. — Des différents types de diabète sucré, 1890.

Brouardel. — Thèse d'agregation, 1869.

Cantani. — Le diabète sucré et son traitement diététique, 1876.

Chauffard. — Traité de médecine, t. III.

Contour. — Du diabète sucré, 1844.

Copland. — Dictionary of pratical medecine. London, 1839.

Demange. — Dictionnaire encyclopédique des sciences médicales, article Diabète.

Durand-Fardel. — Traité clinique et thérapeutique du diabète, 1869.

Fink (H.).— Lésions pulmonaires dans le diabète (Münch. med. Woch., 1887, n° 37).

Grancher. — Archives de physiologie, 1872.

— De l'unité de la phtisie (Thèse de doctorat, 1875).

— Bulletin médical, nov. 1889.

Grancher et Hutinel. — Dictionnaire encyclopédique des sciences médicales, article Phtisie.

Griesinger. — Studien über Diabete (Archiv. für Physiol. Heilkunde, 1859.

Hanot. — Archives générales de médecine, mai 1889.

Hérard, Cornil et Hanot. — La phtisie pulmonaire, 1888.

Jaccoud. — Leçons de clinique de la Pitié, 1883.

— Curabilité et traitement de la phtisie, 1881.

— Dictionnaire de médecine et de chirurgie pratiques, article Diabète.

Lancereaux. — Du diabète et de ses complications (Bulletin médical, mai et juin, 1890).

Lasègue. — Études médicales, 1884.

Lecorché. — Traité du diabète, 1877.

Le Noir. — Thèse de Paris, 1890.

Leroux. — Le diabète sucré chez les enfants (Thèse de Paris, 1880)

Leyden. — Centralblatt. für klin. Med., 1883.

Bradsley. — In Lecorché. Loc. cit.

Charcot. — Leçons sur les maladies des vieillards et les maladies chroniques.

Dickinson.— Diseases of the kidney. Part. I, Diabetes. London, 1875.

Dreschfeld. — On the pathology of the lungs : complications in diabetes (Med. Chron., 1884).

Hodgkin. — On diabetes and certain forms of cachexy, 1857.

Huchard. — Communication à la Société de thérapeutique, 1888.

— Leçons cliniques de l'hôpital Bichat.

Marchal (de Calvi). — Recherches sur les accidents diabétiques.

Marfan. — Traité de médecine, t. IV.

Merklen. — Gazette des hôpitaux, mai 1891.

Monneret. — Traité élémentaire de pathologie interne, t. III.

Morton. — Traité de la phtisie, Livre I, 1727.

Nicolas et Gueudeville. — Recherches sur le diabète ou phtisurie sucrée. Paris, 1805.

Pidoux. — Études générales et pratiques sur la phtisie, 1873.

Peter. — Cliniques médicales, t. II.

Redon. — Diabète sucré chez les enfants (Thèse de Paris, 1877).

Richardson. — On diabetic phtisie and its treatment (*In* Medical Times, 1877.

Rollo. — Traduit par Allyon. Paris, an VI.

Traube. — Die Symptome des Krankeiten des Res. aut Circulations apparatps, 1867.

Sauvage. — Thèse de Paris, 1895.

Tapret. — Cliniques de l'hôpital Saint-Antoine, 1894.

Trousseau. — Cliniques médicales, t. III (Gazette des hôpitaux, 1887).

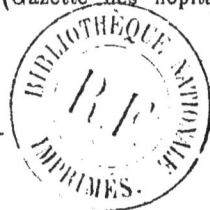

TABLE DES MATIÈRES

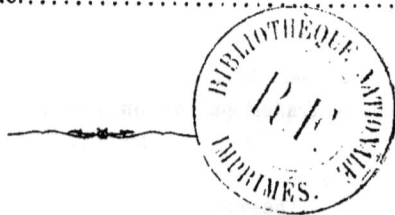

SERMENT

En présence des Maîtres de cette École, de mes chers
condisciples et devant l'effigie d'Hippocrate, je promets et
je jure, au nom de l'Être suprême, d'être fidèle aux lois de
l'honneur et de la probité dans l'exercice de la médecine.
Je donnerai mes soins gratuits à l'indigent, et n'exigerai
jamais un salaire au-dessus de mon travail. Admis dans
l'intérieur des maisons, mes yeux ne verront pas ce qui
s'y passe, ma langue taira les secrets qui me seront confiés,
et mon état ne servira pas à corrompre les mœurs ni à
favoriser le crime. Respectueux et reconnaissant envers
mes Maîtres, je rendrai à leurs enfants l'instruction que
j'ai reçue de leurs pères.

Que les hommes m'accordent leur estime, si je suis fidèle
à mes promesses! Que je sois couvert d'opprobre et mé-
prisé de mes confrères, si j'y manque!

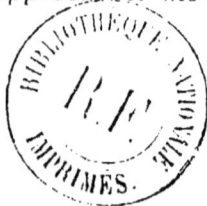